MÉMOIRE

SUR UN NOUVEAU TRAITEMENT

DE

LA FIÈVRE TYPHOÏDE.

MÉMOIRE

SUR UN NOUVEAU TRAITEMENT

DE

LA FIÈVRE TYPHOÏDE,

PAR

T. DESPLANTES (de Nantes),
Docteur en Médecine de la Faculté de Montpellier.

Publié par le Dr BARRAS.

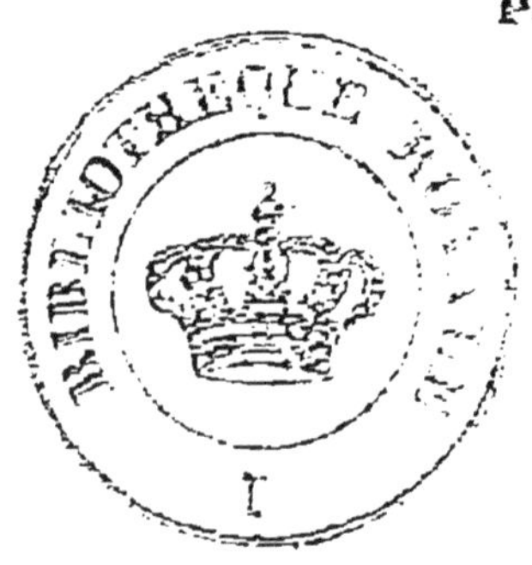

Paix au dedans, guerre au dehors.
(DESPLANTES.)

PARIS.
LABÉ, LIBRAIRE DE LA FACULTÉ DE MÉDECINE,
place de l'École-de-Médecine, 4.

1844

AVERTISSEMENT.

Dans un voyage que je fis à Nantes et à Pornic, l'été dernier, j'ai fait la connaissance du docteur Thomas Desplantes, qui me lut un manuscrit sur la fièvre typhoïde. Frappé des vues nouvelles et ingénieuses qu'il renferme, je l'ai fortement engagé à le rendre public. Il résista d'abord à mes instances, et je ne parvins à vaincre sa modestie qu'après lui avoir promis de le faire imprimer. Je remplis aujourd'hui ma promesse, avec d'autant plus de plaisir que ce mémoire me paraît d'un grand intérêt pour la science et pour l'humanité.

Il reste peu de chose à désirer sur la symptomatologie et l'anatomie pathologique de la fièvre typhoïde; les auteurs qui s'en sont occupés jusqu'à ce jour les ont éclairées d'une si vive lumière, qu'il serait difficile maintenant de les porter à un plus haut degré de perfection. Aussi M. Desplantes se borne-t-il à rappeler sommairement les connaissances acquises sur ces deux points.

Mais l'étiologie et la thérapeutique de la véritable fièvre typhoïde sont beaucoup moins avancées, puisqu'on ne possède aucune donnée certaine sur ses causes, et que l'on manque d'un principe solide pour régler son traitement. De là le peu d'accord des médecins sur la méthode curative de cette fièvre : les uns préconisent la saignée ou les sangsues, d'autres les purgatifs, ceux-ci les toniques, ceux-là les stimulants, quelques-uns l'expectation, etc. On n'en finirait pas, si l'on voulait énumérer toutes les médications vantées tour à tour contre la fièvre typhoïde. Mais, en dépit de cette profusion, et peut-être à cause d'elle, son traitement n'est point encore fixé; car il est livré aujourd'hui à l'arbitraire le plus complet, aux opinions les plus contradictoires, et aux médications les plus incohérentes (1). C'est une espèce d'anarchie, qui laisse le praticien dans un doute pénible sur les meilleurs moyens à employer.

(1) *Bulletin de thérapeutique*, cahier de septembre 1844, page 236.

Grâce à M. Desplantes, ces lacunes dans l'histoire de la fièvre typhoïde me paraissent remplies par l'étiologie lumineuse et la thérapeutique rationnelle qu'il propose. Telle est la supériorité de son traitement, qu'employé au début de la maladie, il la fait souvent avorter, et que dans les autres cas elle se prolonge rarement au delà du vingt et unième jour. Ces résultats sont heureux, comparativement à ceux qu'on obtient des autres médications, et font regretter que M. Desplantes n'ait pas publié plus tôt la thérapeutique simple à laquelle ils sont dus.

Quoi qu'il en soit, ce judicieux médecin, qui a déjà fait un bon travail sur la dyssenterie (1), augmente ses droits à la reconnaissance publique, en mettant au jour ses idées sur l'étiologie et le traitement de la fièvre typhoïde. Les considérations générales auxquelles il se livre sur le système lymphatique et sur les différentes contagions

---

(1) *Traitement de la dyssenterie qui a régné dans le canton de Pornic, pendant l'automne de* 1834, par T. DESPLANTES, docteur en médecine de la Faculté de Montpellier; Nantes, 1835.

méritent également de fixer l'attention des praticiens. En résumé, ce nouveau mémoire de M. Desplantes me paraît destiné à apporter d'heureux changements dans la manière de voir et de traiter la fièvre typhoïde, et j'espère qu'on me saura gré des efforts que j'ai faits pour déterminer son auteur à le publier.

Gardons-nous, cependant, d'abuser de la doctrine de M. Desplantes, en lui donnant une trop grande extension. On commettrait cet abus, si l'on prenait pour des fièvres typhoïdes, comme on le fait souvent aujourd'hui, les fièvres inflammatoire, bilieuse, etc., auxquelles le traitement de ce médecin n'est point applicable. Ce n'est pas qu'il fût alors dangereux; mais il nuirait en détournant l'emploi de moyens plus rationnels, et serait compromis par des insuccès. Ce traitement doit être réservé pour la fièvre typhoïde primitive et essentielle qui règne en Europe, comme la peste en Orient, la fièvre jaune dans les pays chauds, le choléra-morbus dans l'Inde; pour les inflammations essentiellement typhoïdes; pour toutes les maladies, enfin, causées par un miasme putrifiant, et dans lesquelles l'élément typhoïde joue le principal rôle. La médication de M. Desplantes peut même devenir utile lorsque cet élément ne fait que compliquer d'autres maladies, ainsi que le font toutes les constitutions médicales; mais elle doit, dans ces cas, être restreinte au degré d'influence que la complication exerce sur la maladie primitive. Ne prenons pas, toutefois, pour de véritables complications certains états d'apparence typhoïde, tels que l'oppression ou l'épuisement des forces, qui ne sont souvent, en réalité, que des effets d'une autre maladie. Ainsi limité, le domaine de cette médication comprend encore un genre tout entier de maladies graves, fréquemment épidémiques, et même contagieuses. Elle est donc appelée à rendre de grands et nombreux services.

Convaincu, d'après son observation, de l'efficacité de son traitement, M. Desplantes le livre avec confiance aux méditations des praticiens. « Je demande seulement, m'a-t-il dit, qu'on l'essaye, et l'on ne tardera pas à en reconnaître tous les avantages, pourvu qu'il soit bien appliqué, et franchement exécuté. » Son vœu s'accomplira, je n'en doute pas, si l'on considère que ce traitement a pour but d'expulser l'agent provocateur de la fièvre typhoïde, pendant que les autres n'agissent que sur les effets de cet agent. C'est ce qui fait que la maladie typhoïde traitée par la méthode curative de M. Desplantes est moins dangereuse, et qu'elle se dissipe fréquemment en peu de jours, tandis que celle qui est traitée par les autres méthodes se prolonge souvent des mois entiers, et ne se termine qu'après avoir fait courir aux malades les plus grands dangers. La meilleure médication des empoisonnements proprement dits étant, sans aucun doute, celle qui fait rejeter le poison, il doit en être de même pour la fièvre typhoïde, qui est une sorte d'empoisonnement miasmatique. *Sublata causa, tollitur effectus.* Ce vieil adage, qui n'est pas toujours vrai, trouve ici une juste application.

Mais en voilà assez, trop peut-être, sur une thérapeutique qui se recommande d'elle-même, et n'a besoin que d'être publiée pour que les médecins s'empressent de vérifier les succès que des mains expérimentées en ont souvent obtenus. Le manque d'autres moyens véritablement curatifs de la fièvre typhoïde, avoué par la majorité des praticiens, est une raison, d'ailleurs, pour qu'ils soumettent cette thérapeutique à des expériences comparatives, qui prononceront sur sa valeur réelle. On doit d'autant moins hésiter à l'essayer qu'elle a, sur la plupart des autres médications usitées jusqu'à présent, l'immense avantage de ne pas troubler la nature, dans les efforts qu'elle fait pour triompher de la maladie.

BARRAS, D. M. P.

MÉMOIRE

SUR UN NOUVEAU TRAITEMENT

DE

LA FIÈVRE TYPHOÏDE.

Depuis longtemps, et surtout depuis l'invasion du choléra asiatique, toutes les constitutions médicales ont été troublées. Il n'est pas un praticien qui n'en ait fait l'observation. Les maladies mêmes qui, par leur nature, ont un certain caractère d'indépendance, telles que les phlegmasies, n'ont plus cette marche franche et invariable qui les faisait reconnaître; et le médecin appelé à les traiter ne trouve plus dans sa vieille expérience le guide qui ne lui manquait jamais. Il semble qu'un génie malfaisant soit venu jeter la perturbation dans les choses et dans les idées du monde médical.

On est forcé de reconnaître que des germes funestes, introduits dans l'atmosphère, et portés de là dans le corps humain, viennent troubler, d'une manière insolite, les fonctions organiques, et déranger la marche naturelle des maladies. Disséminés et déguisés sous diverses formes, ils se sont établis dans nos climats pour n'en plus sortir.

Ces germes ne se bornent point à affecter les constitutions médicales; livrés à eux-mêmes, ils peuvent réaliser la production de maladies spéciales qui, malgré la diversité de leur apparence, ont toutes un air de famille. Au nombre de ces maladies, on peut compter la grippe, la dyssenterie cholérique, la fièvre typhoïde, etc.

Ayant eu des occasions fréquentes d'observer ces maladies, je les ai le plus souvent combattues avec succès en leur opposant le même traitement, légèrement modifié. Ce résulat m'a fait penser que ces diverses affections pourraient bien n'être que des variétés de la même maladie; qu'elles ne sont que des produits divers du même germe, et que les formes variées sous lesquelles elles se présentent ne sont dues probablement qu'aux variétés des constitutions et des prédispositions.

Je ne m'occuperai cependant ici que de la fièvre typhoïde, et mon principal but est d'en présenter le traitement raisonné. Elle est si répandue de nos jours, et ses méthodes curatives sont si incertaines, que ce mémoire pourra, je l'espère, présenter quelque intérêt, au moins par la nouveauté de ses aperçus. Mais, avant d'exposer ce traitement, j'ai besoin de développer mes idées sur un système organique qui n'a pas tenu jusqu'ici le rang qu'il mérite dans les recherches médicales; je veux parler du système lymphatique.

On trouve dans toutes les parties du corps, à côté des nerfs et des vaisseaux sanguins, d'autres petits vaisseaux plus ou moins développés, chargés de conduire une humeur visqueuse qu'on appelle la lymphe. Ces petits vaisseaux n'ont point de centre d'action, ni d'agent d'impulsion, comme les vaisseaux sanguins et les nerfs, qui sont sous la dépendance du cœur et du cerveau. Exerçant leur action dans tous les organes où ils sont répandus, les vaisseaux lymphatiques obéissent au principe vital qui tend à la conservation de tout; mais, livrés à une sorte d'indépendance partielle, leurs mouvements ne sont pas toujours et invariablement coordonnés, leur énergie n'est pas nécessairement au même degré pour tous.

La mission ordinaire des vaisseaux lymphatiques est de pomper sans cesse, dans les cavités, les fluides sécrétés qui ont besoin d'être renouvelés; de reprendre les sucs épanchés et usés, qui deviendraient des obstacles aux mouvements des organes. Ouverts sur toutes les membranes muqueuses et sur toute l'étendue de la peau, ils absorbent les liquides, les gaz et les miasmes de toute nature, qui, répandus dans l'atmosphère, ou mêlés avec les substances digérées, sont appliqués à leurs petits orifices. L'absorption s'opère quelquefois de corps à corps, par le simple contact, et sans véhicule intermédiaire. Une fois chargés de ces matières, les vaisseaux absorbants les conduisent dans des sortes d'entrepôts, qui sont les glandes lymphatiques, et dont le plus grand nombre se trouvent dans le mésentère. Ces matières y séjournent quelque temps; prenant ensuite le cours de deux grands canaux, elles sont jetées dans les veines. Mêlées alors avec le sang, elles subissent les changements que leur imprime la grande circulation, et sont dirigées, suivant l'instinct du principe vital, soit vers les organes qui doivent être nourris, soit vers les viscères qui doivent les épurer et les sécréter.

On conçoit dès lors que ces vaisseaux soient véritablement les pourvoyeurs uniques, si je puis parler ainsi, de l'économie animale. C'est par eux que tout doit passer, puisque eux seuls communiquent avec le dehors. Les veines lactées, qui absorbent le chyle dans les intestins, ne sont que des vaisseaux lymphatiques s'abouchant, dans les glandes du mésentère, avec les absorbants du bas-ventre. Si les vaisseaux absorbants se chargent quelquefois de matières qui ne sont pas appropriées à la nature du corps, le principe qui régit l'ensemble se réserve d'en faire le triage, pour rejeter au dehors, par les sécrétions, ce qui lui serait contraire, et il y réussit le plus souvent. Mais il faut toute l'énergie du principe de la vie, c'est-à-dire l'état de santé parfaite, pour que cette épuration se fasse complétement. Il peut même arriver que les matières absorbées soient d'une nature si funeste, ou dans une si grande masse, qu'elles puissent paralyser, pour ainsi dire, les efforts du principe conservateur, et détruire dans un instant la santé jusque-là la plus vigoureuse, comme on le voit dans certaines épidémies.

Les vaisseaux lymphatiques n'ayant pas d'agent unique d'impulsion, comme nous l'avons dit, leurs mouvements n'ont pas toujours de l'ensemble; chacun d'eux peut se livrer à des mouvements partiels et isolés, de manière que, pendant que la généralité continue son mouvement péristaltique, quelques-uns de ces vaisseaux peuvent agir dans un autre sens.

On peut comparer ce système au polype d'eau douce de Trembley. Ce naturaliste a fait voir que le polype est un assemblage de plusieurs êtres distincts, attachés à la même tige, et que chacune de ses branches jouit d'une existence indépendante, de telle façon qu'elles se font quelquefois la guerre et se disputent le petit vermisseau qui doit servir de nourriture au tronc commun. C'est de la même manière que chacun des vaisseaux lymphatiques, quoique obéissant à la loi commune, et agissant dans l'intérêt du tout, possède néanmoins, comme chaque branche du polype, une sorte de volonté individuelle.

Darwin, célèbre professeur d'Édimbourg, a démontré, par des observations exactes et par des expériences suivies (1), que les vaisseaux lymphatiques pouvaient, dans certaines circonstances, contracter le mouvement rétrograde ou antipéristaltique. Ce phénomène ne doit pas étonner, puisque des organes importants, comme l'estomac et les intestins, sont, à la connaissance de tous les physiologistes, susceptibles du mouvement antipéristaltique.

Le mouvement rétrograde des vaisseaux lymphatiques ou absorbants peut seul expliquer certains phénomènes de la vie, et rendre compte des effets de quelques remèdes, entre autres des purgatifs. Rendons ceci sensible par une explication qui me paraît concluante.

Lorsqu'on ordonne un drastique ou hydragogue dans une hydropisie ascite, l'effet en est assez prompt. En même temps que le malade évacue d'abondantes sérosités, le bas-ventre s'affaisse. Il y a donc soustraction subite de la sérosité épanchée,

---

(1) *Zoonomie* de Darwin (Erasme), *traduite de l'anglais* par Joseph-François Kluiskins, *imprimée* à Gand, 1810.

et rejet presque au même instant de cette matière au dehors. Comment cela peut-il se faire ? Le voici : Les vaisseaux absorbants du péritoine, n'ayant plus assez d'énergie pour reprendre la sérosité exhalée, il en résulte une surabondance de cette humeur dans la cavité péritonéale. De là l'hydropisie. Le drastique surexcite sympathiquement ces vaisseaux paresseux, qui, réveillés tout à coup, pompent la matière épanchée et la transportent dans les glandes du mésentère ; puis, les vaisseaux absorbants du canal intestinal, contractant le mouvement rétrograde sous le même stimulus, s'emparent de cette sérosité pour la jeter dans les intestins d'où elle est évacuée. Je ne crois pas qu'on puisse expliquer autrement un phénomène que les médecins sont à même d'observer tous les jours.

C'est dans le même sens, mais plus simplement encore, qu'agissent tous les minoratifs. On se tromperait grossièrement, en effet, si l'on croyait que les matières expulsées par l'action d'un purgatif ordinaire sont des produits de l'irritation de la membrane muqueuse des intestins. Si cela était, le remède, loin d'être favorable, serait le plus souvent nuisible ; mais non : ces matières, qui séjournaient dans les glandes du mésentère, sont prises et rejetées dans les intestins, par le mouvement rétrograde des vaisseaux absorbants de ces viscères.

Je renverrai à l'ouvrage de Darwin pour toutes

les preuves. Quant à moi, je n'ai conservé aucun doute à cet égard, et je reste bien convaincu de ce fait physiologique.

La peau, offrant à chaque pore l'orifice d'un vaisseau absorbant, peut aussi bien que les intestins devenir la surface à laquelle aboutisse ce mouvement rétrograde. C'est sur cette pensée que j'ai fondé le traitement que je soumets au public. Je n'ai d'autre but que d'expulser le germe ou virus qui est la cause du mal, et je prétends l'expulser en imprimant le mouvement rétrograde aux vaisseaux absorbants de la peau.

Mais par quels moyens peut-on obtenir ce mouvement antipéristaltique? On peut arriver par deux voies à ce résultat important.

En échauffant la peau fortement et d'une manière continue, on provoque des sueurs qui, par leur viscosité et par leur odeur, indiquent qu'elles ne sont pas uniquement le produit de l'exhalation des vaisseaux capillaires, mais qu'elles sont mêlées à la lymphe, rejetée au dehors par le mouvement rétrograde. Je n'ai pas trouvé de meilleur moyen pour provoquer ces sueurs désinfectantes que l'emploi de tuiles chaudes; appliquées autour du corps, elles produisent un effet complet.

Un autre moyen de développer le mouvement rétrograde des absorbants cutanés, c'est l'application sur la peau de substances irritantes, dont l'action va jusqu'à détacher l'épiderme. Plusieurs plantes ont cette propriété. L'alcali volatil peut produire le même effet, comme dans le liniment de Pringle. Mais ce sont surtout les cantharides qui possèdent au suprême degré la faculté de provoquer et de soutenir ce mouvement rétrograde ; c'est aussi à elles qu'on a le plus souvent recours pour atteindre ce but. On les applique sous la forme de vésicatoires. Suivons l'opération de ces remèdes. Quand on lève un vésicatoire, qu'on a laissé agir un temps suffisant, c'est-à-dire vingt ou vingt-quatre heures, qu'observe-t-on ? On voit une ampoule, formée d'une masse de lymphe épanchée et retenue par l'épiderme, qui se trouve détaché, et qui fait enveloppe. Cette lymphe, qu'il n'est pas possible de méconnaître, n'est arrivée là que parce qu'elle a été rejetée par le mouvement renversé des absorbants. Cela ne suffirait-il pas pour prouver la justesse de l'opinion de Darwin ? Si on laisse cette ampoule s'affaisser, ou si on se borne à la percer pour faire écouler la lymphe, l'épiderme se recolle sur la plaie, et le mouvement rétrograde est arrêté ; mais si on enlève l'épiderme, et si on applique sur la plaie une substance stimulante, le mouvement recommence ; le rejet de la lymphe continue : il s'établit un véritable courant, comme il arrive pour le siphon appliqué aux liquides. C'est précisément là l'effet du vésicatoire. Aussi l'appelé-je le *siphon lymphatique*. On voit donc que ce remède est un véritable purgatif extérieur.

La nature présente l'établissement de ce siphon dans quelques animaux. Ainsi, le porc, dont la chair est si corruptible, porte aux jambes de devant, derrière le genou, plusieurs petits orifices, d'où il s'écoule une humeur visqueuse. Les porchers, qui les connaissent bien, et qui les appellent les *apports*, ont bien soin de les déboucher, en les frottant fortement, toutes les fois que l'écoulement s'arrête, parce qu'alors l'animal se trouve gêné dans ses mouvements et comme engourdi.

Un grand nombre de praticiens modernes ne considèrent l'effet des vésicatoires que comme une plaie ordinaire, et ne voient dans leur action qu'un moyen sympathique de déplacer une fluxion. C'est dans cette pensée qu'ils ont tant préconisé les vésicatoires volants. Les anciens, dont les opinions ne sont pas toujours à dédaigner, n'en pensaient pas ainsi ; ils les appelaient *exutoires*, *égouts*, et ces dénominations expriment parfaitement, à mon avis, l'idée qu'on en doit avoir. C'est bien par là que le principe vital, répondant à la sollicitation de l'art, parvient à expulser ce qui, dans l'économie animale, gêne l'action de ses mouvements conservateurs.

Une simple réflexion devrait éclairer, sur ce

point, ceux qui ont l'habitude d'observer les plaies des vésicatoires; c'est que leur produit, sous le même stimulus, n'est pas toujours le même chez le même individu. Ce produit varie chaque jour, pour l'abondance, pour l'odeur, pour la consistance et pour la couleur, suivant la disposition des malades. En étudiant avec plus de soin l'apparence et les produits de ces plaies, on pourrait obtenir des données précieuses pour le diagnostic et le pronostic, comme l'inspection du sang, après la saignée, jette beaucoup de lumière sur l'état des phlegmasies.

J'ai vu des vésicatoires appliqués à l'épigastre, dans des crampes d'estomac, donner une humeur verte, tenace et très-épaisse; tandis que, le plus souvent, le même moyen, placé au même endroit, n'offre qu'une simple sérosité.

Je me rappelle qu'il y a à peu près vingt-cinq ans, je traitais à Nantes, avec le docteur Mahot père, un jeune homme atteint d'une inflammation des membranes du cerveau, accompagnée d'une frénésie furieuse. Il avait été abondamment saigné; on lui avait appliqué deux vésicatoires aux jambes et un au bras. Après un mois d'un délire constant, le malade devint calme tout à coup, et entra en convalescence. Le jour de ce changement favorable, nous vîmes sur la plaie du bras une couche épaisse d'une humeur ayant la couleur et la consistance du miel, et cependant jusque-là, la même plaie, pansée de la même manière, n'avait donné qu'une sérosité insignifiante. Nous restâmes bien convaincus que cette humeur n'était que le produit de l'inflammation intérieure, repompé et rejeté au dehors.

Quoi qu'il en soit, il est certain que l'humeur produite par une même plaie de vésicatoire est continuellement variable, et cela à la connaissance de tous les praticiens. Eh bien, si, sous un stimulus toujours le même, une plaie donne des résultats si variés, n'est-il pas naturel de penser que ce produit ne vient pas de la surface seulement, mais de l'intérieur du corps. On m'objectera que beaucoup de plaies ordinaires donnent un pus d'une consistance et d'une couleur variable : sans doute ; c'est qu'alors les plaies elles-mêmes changent d'état, tandis que celle du vésicatoire n'a pas besoin de changer, pas même d'aspect, pour offrir des produits différents.

Allons plus loin, et disons que la plaie du vésicatoire n'est pas une véritable plaie ; il n'y a d'altéré que l'épiderme, le reste de la peau est intact. Aussi ces plaies, quoique souvent d'une large surface, se guérissent d'elles-mêmes, dès qu'on cesse de les exciter. Il n'en est pas ainsi d'une plaie réelle, fût-elle légère, surtout à la jambe, parce qu'alors il y a vraiment altération du derme, et l'on sait combien il faut de temps pour la guérir.

Je conviendrai qu'un des effets du vésicatoire est, comme on l'entend aujourd'hui, de déplacer une fluxion intérieure, en établissant une fluxion à la peau. C'est le premier effet, c'est un effet sympathique qui ne peut pas être méconnu; mais son action ne se borne pas là. Après ce premier résultat, son effet le plus important est de déterminer le mouvement épurateur du système lymphatique. S'il ne s'agissait que de produire une irritation révulsive, un moyen pour le moins aussi efficace serait l'application de la moutarde ou de tout autre rubéfiant, comme la pommade stibiée, qui occasionne une véritable inflammation; mais tous ces moyens sont bien loin de remplir le but des vésicatoires. Il me semble donc bien démontré que l'humeur qui couvre à chaque pansement leur surface vient de l'intérieur du corps, attirée et rejetée par les vaisseaux absorbants.

Il se passe dans cette opération ce qui arrive dans l'action du drastique dont nous avons parlé. Les vaisseaux lymphatiques reprennent les humeurs viciées dans les dépôts où d'autres lymphatiques les ont entraînées, et, au moyen de leur mouvement rétrograde, les rejettent, par leurs orifices béants, à la surface de la plaie.

Cette manière de voir est la seule qu'on puisse admettre dans l'explication des effets variés des vésicatoires; en tout cas, je la présente sous bénéfice de l'épreuve; mais, lorsqu'on voit de grands désordres dans l'économie animale cesser comme par enchantement, à mesure que l'écoulement du siphon lymphatique s'opère et continue, on est autorisé à penser qu'il jette au dehors l'agent de tous ces désordres.

On me dira peut-être qu'on ne conçoit pas comment les petits vaisseaux vont chercher si loin ces humeurs viciées et en font le triage pour les transporter ensuite à la surface de la peau; on serait aussi embarrassé pour expliquer tous les phénomènes de la nutrition, de l'assimilation et des sécrétions. La nature a aussi ses mystères, ou plutôt, en elle tout est mystère, et il faut bien reconnaître qu'il existe un principe conservateur qui domine tous les organes et toutes les fonctions du corps humain, de manière que dans leurs opérations ils n'aient qu'un seul but, la conservation de l'ensemble. C'est dans ce sens que chaque branche du système lymphatique exerce son intelligence et sa puissance individuelle.

Le mouvement rétrograde de ce système s'opère quelquefois naturellement et sans être provoqué par l'art. Les sueurs, les urines et le dévoiement critiques, ont lieu en vertu de ce mouvement qui est alors salutaire; mais il peut devenir dangereux en produisant le diabétès, des sueurs et la diarrhée colliquatives, dont l'existence tient à la même cause, c'est-à-dire au mouvement antipéristaltique des vaisseaux de l'absorption.

Si je suis parvenu à prouver que le système lymphatique est la grande voie par laquelle les corps étrangers et délétères s'introduisent dans l'économie animale, et que cette voie intervertie artificiellement peut servir à la nature pour se débarrasser de ces agents de trouble et de désordre, j'aurai démontré l'importance de ce système. Mais ce n'est pas encore assez pour donner à la théorie de mon traitement la lucidité dont elle a besoin; il faut encore apprécier ces divers agents destructeurs, et jeter quelque jour sur leur mode d'existence.

Le corps humain vit au milieu d'une atmosphère chargée d'un nombre prodigieux de gaz, de molécules, d'atomes, de miasmes et d'effluves de tous genres. Exerçant son action absorbante sur cette atmosphère qui plonge avec les aliments jusque dans son intérieur, le corps doit nécessairement se pénétrer de tous les éléments qui circulent, en quelque sorte, dans tout son être, et l'inondent.

Si, comme je le disais en commençant, ces éléments sont conformés à la nature du corps humain, ou accommodés à sa composition, ils ne font que l'assouplir et le fortifier; si même quelques corps délétères sont dans une masse trop petite, ou si l'organisation est très-vigoureuse, les éléments morbides sont détruits par le grand mouvement de la vie, et la santé n'est pas troublée : mais si les proportions changent, et si l'élément hétérogène augmente en même temps que l'énergie des organes diminue, alors il y a production de maladie.

Les corps délétères introduits par l'absorption dans l'économie animale ne produisent pas des effets semblables, parce qu'ils ne sont pas d'une nature identique : on peut les ranger en deux classes.

Ceux de la première, corps absolument inorganiques, purement matériels, agissent en surexcitant ou en énervant les fonctions vitales. Ils causent, il est vrai, chacun dans son espèce, des troubles distincts, constants, uniformes et constitutifs d'une maladie spéciale; mais ces corps ou éléments morbides n'ont point de vie en eux-mêmes, et ne se reproduisent pas dans le corps humain. En un mot, ils ne signalent leur présence que par le désordre qu'ils occasionnent, et ce désordre ne semble être quelquefois qu'un mouvement de la nature, qui veut se débarrasser de l'agent qui l'incommode; c'est l'épine fixée dans la chair. Dans cette classe viennent se placer un grand nombre de poisons, les émanations métalliques, les effluves putrides, les miasmes des marais. Ces corps ne sont que de véritables venins; les maladies qu'elles produisent, quoiqu'elles soient spéciales, ne se communiquent point d'un individu à un autre. Il peut pourtant arriver que sous l'influence d'une atmosphère surchargée de ces éléments de mort, il éclate une immense épidémie : on sera tenté alors de crier à la contagion; et cependant la maladie n'est pas contagieuse, c'est-à-dire qu'elle ne peut pas se transmettre d'une personne malade à d'autres personnes; elle n'a donc pas de germe reproducteur. C'est ce dont il est facile de se convaincre pour les fièvres intermittentes de la nature la plus grave, produites par les émanations marécageuses. Que l'on transporte, en effet, plusieurs malades atteints de ces fièvres dans un pays salubre, loin du lieu infecté, la maladie, quelle que soit son intensité ou son issue, se terminera sans se communiquer dans le voisinage, et cela parce qu'elle n'est que l'effet d'une irritation, ou, si l'on veut même, d'un agent spécial, mais non contagieuse.

Le siphon lymphatique peut être employé avec succès contre quelques-uns de ces corps vénéneux pour aider la nature à s'en débarrasser.

La seconde classe des corps délétères comprend ceux qu'on peut, à proprement parler, nommer les *virus* ou *germes contagieux*. Ils n'ont pas tous le même mode d'existence, ni la même nature, puisque chacun d'eux produit une maladie spéciale: on doit les diviser en trois ordres.

Au premier se rapportent la petite vérole, la rougeole, la scarlatine, et autres éruptions analogues. Comme des plantes parasites, les virus de ces affections ont dans leur naissance, dans leur accroissement et dans leur maturité, des cours variés, mais certains. Les maladies qu'ils engendrent ont une marche régulière; les jours de leur germination, de leur développement et de leur disparition, sont à peu près comptés. Établis dans le corps humain, ces virus y vivent pour se reproduire; c'est le but qu'ils veulent atteindre. Leur vie est une espèce de végétation, et, comme la plupart des plantes, les maladies auxquelles ils donnent lieu sèchent et meurent, dès que de nouveaux germes ont été produits; mais une fois leur germination commencée, les éruptions qu'ils produisent ne peuvent être arrêtées que par la mort des malades; autrement, il faut qu'elles suivent leur cours naturel. Semblables encore à certaines plantes qui détruisent en croissant l'humus terrestre qui leur est approprié, ces maladies épuisent, par leur passage dans le corps humain, l'humus ou élément organique nécessaire à leur germination : aussi ne peuvent-elles être contractées qu'une fois pendant le cours de la vie. Ces germes ne font que passer par le système lymphatique pour arriver aux vaisseaux de la nutrition, où ils se fixent et se développent. On conçoit, dès lors, que le siphon lymphatique doit être sans puissance directe contre eux, et qu'il ne peut s'exercer que sur leurs produits.

Le second ordre comprend les virus syphilitique, psorique, et autres semblables, également introduits dans le corps par les absorbants. Ces virus n'ont point une marche régulièrement tracée. Ils se développent sans produire un grand trouble, se régénèrent sans explosion, se transmettent par un simple contact et sans intermédiaire. Comme les lichens, ou les pucerons de Réaumur, ils se multiplient pour occuper plus de terrain, finissent par envahir tout le corps, et s'y établissent. Ils s'attachent à la chair, entrent dans les canaux de la nutrition, s'incorporent avec toutes les fibres. Le principe vital, avec toute son énergie, ne peut rien pour les expulser ; ils résistent à toutes les crises naturelles, et s'obstinent à rester malgré toutes les sollicitations de l'art. C'est sur le lieu même où ils se sont fixés qu'il faut les attaquer, en leur opposant le remède qui leur est contraire; en un mot, ils ne cèdent et ne succombent que lorsque le système absorbant qui les avait introduits a amené le spécifique qui doit les détruire sur place.

Les virus et les miasmes du troisième ordre sont ceux qui donnent naissance à la dyssenterie cholérique, à la grippe, à la fièvre typhoïde, et à d'autres maladies spéciales, de nature analogue.

Tandis que les virus du premier ordre s'établissent de suite aux extrémités du système sanguin, pour y produire des phlegmasies franches, dont quelques-unes vont jusqu'à la suppuration; ceux du troisième séjournent davantage dans le système lymphatique, et fixent le plus souvent leur quartier général dans les glandes du mésentère. De là ils agissent d'abord sur l'appareil sensitif, et produisent ces malaises, cette agitation, ce désordre, qui font pressentir une maladie. Prenant ensuite plus de force, ils étendent leurs effets sur le canal digestif, le cœur, les poumons, le cerveau, le système musculaire, et occasionnent, dans ces parties, des troubles sérieux, qui annoncent que la maladie contagieuse est déclarée. Ces troubles peuvent cependant simuler des affections d'un autre genre, et fourvoyer le médecin, s'il n'est pas sur ses gardes. Trop faibles pour attaquer une place forte, les soldats irréguliers se retranchent dans des endroits obscurs, d'où ils font quelques excursions éloignées, en attendant qu'ils aient reçu des renforts pour donner l'assaut et écraser la ville. Il en est de même des virus dont nous parlons : cachés dans le système lymphatique, ils se bornent à affecter le système nerveux, qui est le plus accessible à leurs atteintes, jusqu'à ce qu'ils soient assez forts pour se répandre dans l'économie animale tout entière, l'opprimer et l'anéantir.

Ces virus ou miasmes étant invisibles et impalpables, nos sens ne peuvent les saisir; ils échappent même aux agents chimiques. On ne s'aperçoit de leur présence dans le corps humain que par les ravages qu'ils y font. La plupart d'entre eux sont répandus et dissous dans l'air. C'est aussi par l'air, le plus souvent du moins, qu'ils sont appliqués sur la peau et sur les membranes muqueuses, d'où ils pénètrent, au moyen de l'absorption, dans les vaisseaux et les glandes lymphatiques. Ils ont cela de remarquable dans leur développement, qu'ils ne suivent pas une progression nécessaire, et qu'il est possible de les expulser à plusieurs époques de leur établissement, mais surtout à son début. C'est contre eux que le siphon lymphatique exerce une action si puissante, et on le concevra facilement d'après ce qui précède et ce que nous dirons par la suite.

Les maladies engendrées par les virus délétères ne se montrent que dans des cas rares et individuels, lorsqu'elles apparaissent dans un pays pour la première fois. Mais quand elles ont pu se renouveler dans la même contrée, et multiplier leur germe, l'infection se répand sur un plus grand nombre de personnes, et devient bientôt générale. Il est donc évident que ces maladies doivent leur origine à un germe particulier, indépendant des autres causes morbides, qui peuvent contribuer à leur développement. Si on en veut une preuve plus décisive encore, on n'aura qu'à transporter dans un pays salubre et pur jusque-là plusieurs malades atteints de la fièvre typhoïde ou de la dyssenterie de mauvais caractère, et l'on ne tardera pas à apprendre que la contagion s'est répandue dans le voisinage; ce qui n'a pu se faire que par le germe reproducteur de ces maladies.

Ces virus n'acquièrent pas tout d'abord la faculté de se transmettre d'un corps à un autre; il leur faut une sorte de maturité, et ils n'y parviennent que vers la fin des maladies qu'ils engendrent, lorsque celles-ci n'ont pas été arrêtées dans leurs progrès (1).

---

(1) Un fait que je tiens d'un médecin digne de foi, et qui s'est passé dans un village du département de la Manche, prouve clairement qu'un air corrompu occasionne la fièvre typhoïde, et qu'elle se transmet facilement d'un sujet à d'autres. Cette fièvre attaqua inopinément quelques individus d'une maison près de laquelle étaient un tas de fumier en putréfaction et une mare fangeuse. Des voisins qui visitèrent ces individus furent bientôt pris de la même maladie, qui s'étendit ainsi, de proche en proche, dans toute la commune, où elle fit plusieurs victimes. Le médecin qui vit naître cette épidémie, et en suivit la marche de maisons en maisons, l'arrêta en faisant disparaître les foyers de l'infection, et en éloignant des malades toute personne qui n'était pas nécessaire pour les soigner. B.

Si l'introduction des virus et des miasmes dans le corps humain était toujours suivie des maladies qu'ils peuvent produire, le nombre en serait beaucoup plus considérable; mais nous avons déjà dit deux fois que l'organisation animale était fréquemment assez forte pour neutraliser l'action du virus et l'empêcher de se développer. C'est probablement ce qui se passe chez les nombreuses personnes qui vivent au milieu d'une épidémie sans la contracter. On ne peut attribuer cette faveur qu'à l'énergie de leur principe vital, qui est assez grande pour triompher du germe morbide, lors même qu'il se renouvellerait par une absorption successive. Dans certains cas, ce germe peut rester latent jusqu'à ce qu'un dérangement de la santé, par la cause la plus légère, lui permette d'agir et de se faire jour. C'est ce que l'on observe souvent: une simple suppression de la transpiration pouvant donner naissance à un rhume ordinaire, cette affection catarrhale devient, sous l'empire d'un germe caché, une fièvre typhoïde, qui s'empare des autres éléments morbides, pour dominer seule; et quoiqu'elle laisse surgir quelques symptômes de la première affection, elle n'en suit pas moins son cours, si le médecin, trompé par les apparences, la méconnaît et la néglige.

Ces notions préliminaires ont dévoilé tout mon plan; elles indiquent déjà dans quel sens j'entends appliquer le traitement des maladies de cet ordre, et spécialement de la fièvre typhoïde. Si j'ai insisté sur le développement de ces idées, c'est que j'ai cru nécessaire, avant tout, de forcer les convictions ; car la théorie est inséparable de la pratique, et le médecin qui douterait de la vérité de ma théorie n'appliquerait pas mon traitement avec la persévérance qui en assure la réussite. S'il n'était pas convaincu enfin qu'il ne s'agit ici que de désinfecter le corps, en jetant au dehors le germe de la maladie, il emploierait ce traitement avec trop d'hésitation et de mollesse pour que le succès couronnât ses efforts.

Je ne donnerai qu'un aperçu de la maladie qui a été tant de fois décrite, et je n'en présenterai les principaux symptômes, d'après mes notes et mes souvenirs, que pour ne pas laisser de doutes sur l'identité de l'affection contre laquelle a réussi mon traitement, avec celle qui, sous le même nom, a fixé l'attention des praticiens.

Lorsque l'infection a eu lieu, et que le germe en est encore au moment de l'incubation, les personnes atteintes éprouvent du malaise, une sorte de courbature, de la tristesse; elles sentent qu'elles ne sont pas bien, sans pouvoir dire qu'elles sont malades; il leur semble que leur ventre est gonflé; il y a quelquefois de l'inappétence, d'autres fois un appétit désordonné. Cet état peut durer quelques jours, à moins que la fièvre ne se déclare sans symptômes précurseurs; ce qui est très-rare. Pour l'ordinaire, elle éclate, après ces symptômes, par des sensations de froid, des horripilations, des frissons même. Si elle se montre encore sous des apparences trompeuses, elle prend bientôt l'allure qu'elle ne quitte plus et qui doit la faire connaître. C'est un désordre général: les symptômes n'ont aucune liaison entre eux. Ainsi, le visage est pâle avec céphalalgie; d'autres fois il est rouge sans grand mal de tête. Il y a de la diarrhée sans douleur abdominale, ou des douleurs de bas-ventre sans diarrhée. Souvent une toux sèche, acrimonieuse, est accompagnée d'une grande oppression; des vomissements plus ou moins fréquents rejettent des matières jaunes ou porracées. La langue est quelquefois humide quoique avec de la soif; les enduits qui la couvrent sont d'une couleur très-variée; ce n'est que plus tard qu'elle devient noire et sèche. La soif n'est même pas toujours très-intense. La fièvre est continue, mais quelquefois avec des exacerbations si marquées, qu'elles feraient croire à une intermittence réelle. Les urines sont tantôt claires et tantôt troubles, souvent rares et quelquefois nulles. Les forces du malade ne sont point d'abord gravement altérées; le collapsus n'arrive que dans le courant de la maladie.

Les symptômes ne se présentent pas tous à la fois, ni à des époques réglées, et encore moins à des époques toujours les mêmes; mais ce que j'ai toujours retrouvé, et ce qui m'ôte toute incertitude sur la présence de la fièvre typhoïde, c'est une anxiété toujours croissante et une aberration des idées qui va souvent jusqu'au délire; c'est enfin l'état de la peau et celui du pouls.

Au début, la peau est froide, et la chaleur qui revient n'est ni vive, ni mordicante. La surface cutanée n'offre pas non plus la sécheresse qu'on observe dans la fièvre adynamique; elle est fréquemment recouverte, au contraire, d'une sueur visqueuse.

Le pouls est surtout bien remarquable: ainsi, avec une toux suffocante qui pourrait faire croire à une véritable péripneumonie, le pouls, au lieu d'être fort et dur, est serré et sans consistance; il cède même à la pression du doigt. Ordinairement d'une vitesse extrême, il y a des cas néanmoins dans lesquels il est si peu rapide, qu'on douterait qu'il y ait de la fièvre. Il est parfois intermittent; mais son caractère essentiel est d'être déprimé et de s'affaiblir de plus en plus. C'est ce qui arrive quand la maladie marche à une issue funeste. Il se développe, au contraire, et devient de plus en plus large à mesure que les chances de salut augmentent. C'est un indice infaillible. Il paraît que le germe de la maladie exerce son action sur la sensibilité du cœur, dont il comprime les mouvements de manière à les anéantir.

Le sang tiré par la saignée n'offre aucune trace d'inflammation.

Lorsque cette fièvre est abandonnée à elle-même, ou résiste au traitement qu'on lui oppose, tous les symptômes s'aggravent: la diarrhée est continuelle, et les selles, souvent involontaires, sont composées de matières infectes; l'anxiété devient extrême; le délire ne cesse plus. Les forces sont tellement anéanties, que le malade, qui n'a plus de connaissance, reste couché en supination; le pouls, vif et petit, s'évanouit enfin, et la mort vient terminer ce triste tableau. Les cadavres exhalent une odeur méphitique insupportable.

Cette maladie peut se prolonger quelques semaines; sa durée varie, d'ailleurs, selon le traitement et mille autres circonstances.

Voilà la fièvre que j'ai observée, et que j'appelle *typhoïde*. Que l'on compare et que l'on juge!

Les autopsies cadavériques n'indiquent pas des désordres intérieurs en rapport avec l'appareil extérieur de la maladie, ce qui prouve bien que le genre nerveux est principalement affecté.

Je n'ai point été à même d'assister à ces autopsies, mais je parle d'après ce que j'ai lu dans divers mémoires sur cette fièvre. Ce qu'il y a même de très-remarquable, et ce qui confirme bien mon opinion sur le siége de la maladie, c'est que selon eux, on a constamment rencontré des altérations plus ou moins profondes dans les intestins et surtout dans les glandes du mésentère (1).

Après avoir tracé rapidement le tableau de la fièvre typhoïde, il est temps de parler du traitement que j'ai employé pour la combattre, puisque c'est là le sujet principal de ce mémoire.

Tous mes soins sont dirigés dans le sens que j'ai

---

(1) M. Desplantes ne voulant dire que ce qu'il a vu, nous essayerons de suppléer à son silence sur les lésions anatomiques de la fièvre typhoïde.

Quoique ces lésions soient toujours de même nature, elles varient d'aspect et de structure, selon les périodes de la maladie. Du sixième au douzième jour les glandes du mésentère sont tuméfiées, endurcies, plus ou moins rouges; les follicules de Peyer et de Brunner offrent des gonflements isolés les uns des autres, ou réunis en groupes et nommés alors agminés; la membrane muqueuse qui les recouvre présente des plaques dites gaufrées, également isolées ou réunies ensemble, de couleur, d'étendue, d'épaisseur et de formes variables; quelques-unes sont déjà ulcérées. Ces gonflements et ces plaques, qui ne présentent pas les traces d'une inflammation franche, peuvent exister dans la plus grande partie de la surface intérieure des intestins; mais on les rencontre plus généralement vers la fin de l'iléon.

A l'ouverture des individus qui ont succombé pendant une époque plus avancée de la fièvre typhoïde, on trouve les glandes mésentériques ramollies, contenant une matière plus ou moins épaisse, grise, jaune, noirâtre, et quelquefois purulente. Le plus grand nombre des plaques gaufrées et des gonflements folliculeux présente des ulcérations dont l'étendue, la forme et la profondeur offrent de nombreu-

indiqué d'avance, c'est-à-dire dans le but d'expulser au dehors le germe de la maladie, et, pour y parvenir, j'ai recours aux moyens qui déterminent le mouvement rétrograde des absorbants de la peau.

Quand le médecin est appelé au début de la maladie, il doit faire placer plusieurs tuiles chaudes,

---

ses variations; des lambeaux de la muqueuse ramollie se détachent des tissus sous-jacents, et une matière jaunâtre, peu consistante, analogue à celle du méliceris, sort des follicules. Dans certains cas, heureusement fort rares, les ulcères s'étendent assez profondément pour perforer les parois intestinales, en un ou plusieurs endroits.

Lorsque les malades meurent plus tard encore de la fièvre typhoïde, et que les altérations mésentérique et intestinale ne sont pas portées assez loin pour devenir mortelles, les ganglions du mésentère sont plus petits, plus mous et plus blancs que dans la première période; ils se rapprochent ainsi de leur état naturel; les ulcérations intestinales se rétrécissent, se détergent et tendent évidemment à la cicatrisation; quelques-unes même sont déjà cicatrisées. Ces retours vers l'état normal expliquent les guérisons qu'on obtient souvent, malgré les lésions anatomiques plus ou moins graves. Ils prouvent également que la nature travaille à notre conservation; car c'est elle, plutôt que les secours de l'art, qui guérit ces lésions de tissus. Heureux encore quand des médications imprudentes ne contrarient pas ses opérations salutaires.

Comme les tuméfactions glandulaires et les plaques gaufrées dont nous parlons se voient presque constamment, à un degré plus ou moins prononcé, lorsqu'on fait l'autopsie des individus morts de la fièvre typhoïde, on est

enveloppées de linge, autour du tronc et des jambes, de manière à échauffer fortement ces parties. Cette application est assez incommode pour le malade, mais elle produit des sueurs abondantes qui le soulagent aussitôt.

Ce moyen serait surtout d'une grande efficacité si on l'appliquait au moment de l'incubation du

---

fondé à croire qu'elles en font partie intégrante. On devrait peut-être dire la même chose des altérations du sang, qui sont à peu près constantes aussi dans cette fièvre, et que l'on aperçoit déjà en examinant celui qu'on a tiré par la saignée. Il est privé de sa fibrine, plus noir, plus fluide, moins riche, en un mot, que dans les maladies inflammatoires, et même en santé.

Indépendamment de ces altérations qui paraissent essentielles à la fièvre typhoïde, la muqueuse de l'estomac et de quelques endroits des intestins est souvent décolorée, épaissie ou amincie, ulcérée et presque détruite; celle des voies aériennes est épaissie et plus ou moins rougeâtre, surtout quand le catarrhe pulmonaire a accompagné la fièvre typhoïde; il y a quelquefois de petits foyers purulents dans le larynx. Assez souvent aussi la rate est plus que doublée de volume, ramollie, diffluente; le cœur et le foie sont décolorés et ramollis; une injection sanguine, ou une infiltration séreuse, s'aperçoit dans le cerveau et ses enveloppes membraneuses. Mais quelle que soit la fréquence de ces lésions anatomiques, elles sont purement accidentelles, et ne tiennent pas plus à la fièvre typhoïde qu'à beaucoup d'autres maladies, à la suite desquelles on peut également les rencontrer. (Voyez pour plus de développements les bons ouvrages de MM. Chomel, Louis, Petit et Serres.)

germe, c'est-à-dire lorsque l'on ne ressent encore que le malaise avant-coureur de la maladie. Il devrait être d'un grand secours et d'un emploi facile dans les grandes réunions d'hommes soumis à une surveillance protectrice, comme dans les camps, dans les casernes, dans les vaisseaux. Employé aussitôt que quelques cas individuels auraient dé-

---

Concluons que toutes ces altérations de tissus, primitives et secondaires, sont favorables à l'étiologie de M. Desplantes. Elles s'accordent parfaitement, en effet, avec les symptômes, pour signaler l'action d'un agent septique, mortifère, qui, introduit dans le corps par l'absorption, tend à corrompre, à dissoudre, à gangrener même, les parties qu'il frappe plus immédiatement, comme les glandes mésentériques, les follicules de Peyer et de Brunner, et la muqueuse qui les recouvre. Si l'on m'objecte que ces lésions anatomiques ne sont, pour la plupart, que des résultats d'une inflammation, je répondrai que c'est une inflammation spéciale, *sui generis,* qui se rapproche, sous le rapport de sa nature, de celle qui existe dans la dyssenterie cholérique et dans la grippe, etc. Je ne prétends pas que l'inflammation typhoïde soit aussi virulente que la pustule maligne; je dis seulement qu'elle a un certain degré de malignité qui ne permet pas de la confondre avec les affections franchement inflammatoires. Entre le furoncle, qui constitue le degré le plus léger des phlegmasies délétères, et le bubon pestilentiel, qui en est le plus haut degré, il y a des nuances intermédiaires, parmi lesquelles se trouve l'inflammation typhoïde. A mon sens, cette manière de la considérer est la seule qui donne des idées justes sur la nature de la maladie.

B.

celé la présence de la contagion, il pourrait l'étouffer à sa naissance.

Je l'ai employé contre la dyssenterie cholérique avec un succès remarquable; les tuiles chaudes procuraient des sueurs si abondantes qu'elles humectaient tout le lit, et que le malade était obligé de changer six ou sept fois de chemise. Ces sueurs étaient d'abord sans odeur, puis elles acquéraient une odeur méphitique des plus fortes : ce qui indiquait qu'elles entraînaient avec elles le germe de la dyssenterie; quelquefois ces sueurs dépuratives suffisaient pour rétablir tout à coup le malade.

L'application des tuiles chaudes contre la fièvre typhoïde ne présente pas des résultats aussi décisifs, et cela parce que le médecin est presque toujours appelé trop tard, et que la maladie a eu le temps de faire des progrès avant d'être reconnue. On ne doit cependant pas négliger d'en faire usage, lors même que le temps le plus opportun est passé, parce qu'il convient toujours de tenir la peau chaude, soit par les tuiles, soit par tout autre moyen.

Dans tous les cas, qu'il soit permis ou non d'espérer le dégorgement des lymphatiques par l'application des tuiles, je fais mettre, dès ma première visite, deux larges vésicatoires aux jambes, en recommandant de les fixer de manière que le malade, dans son agitation, ne puisse pas les déplacer.

Je n'ai pas besoin de répéter le but que je me propose dans ces diverses applications. C'est principalement sur le siphon lymphatique établi par les vésicatoires que je fonde tout l'espoir du succès ; les autres remèdes qui leur viennent en aide n'ont d'autre effet que de soulager la nature, en combattant les accidents qui surviennent, afin qu'elle puisse consacrer tous ses efforts à l'expulsion du virus qui l'opprime. Un préjugé bien répandu, surtout dans les grandes villes, c'est l'appréhension des vésicatoires. Cela tient à deux causes principales : la première, c'est qu'on attend le plus souvent, pour les ordonner, que le malade soit à l'extrémité, et leur effet alors est à peu près nul. Aussi quand on parle des vésicatoires, on semble avouer qu'on n'a plus de ressources ; la famille s'émeut, le malade se désespère, et s'il consent à les laisser appliquer, c'est de sa part un acte d'obéissance et de résignation.

Une autre cause de cette appréhension dans le monde, c'est l'idée entretenue par beaucoup de médecins de l'effet de ce remède ; que de fois j'ai entendu dire : *L'agitation est trop grande, le genre nerveux est trop exalté, le malade ne supporterait pas les vésicatoires.* Et moi je dis que de tous les remèdes c'est l'un des moins irritants. Comparez donc son effet avec ceux d'un émétique, d'un purgatif, du quinquina. Voyez comment, sous l'action de ces remèdes, le corps est troublé, agité, affecté douloureusement; et cependant on n'hésite pas à les ordonner toutes les fois qu'ils sont indiqués. Je vais plus loin : je dis que le vésicatoire est un remède des plus calmants; je ne l'ai jamais vu, du moins, surexciter d'une manière fâcheuse le genre nerveux ; je l'ai vu, au contraire, bien des fois apaiser l'agitation. Un seul inconvénient, mais bien fugace, c'est que l'action des cantharides se porte quelquefois sur les voies urinaires, de manière à occasionner de la douleur. Mais cette douleur n'a jamais de suites graves; il est toujours facile de la calmer, en frottant l'hypogastre avec de l'huile camphrée, et en y tenant des cataplasmes émollients. Admettant enfin, ce qui n'est pas, que le vésicatoire produise quelque irritation, si l'on est convaincu qu'il soit la seule voie de salut, peut-on s'arrêter, quand il s'agit de la vie, à une aussi misérable crainte?

Une attention qu'il faut avoir quand on ordonne les vésicatoires, c'est de les faire saupoudrer de camphre, et de veiller à ce qu'on rase les poils à l'endroit des jambes où doit se faire l'application. Je les fais mettre à la partie interne, vers le milieu de la jambe, entre la crête du tibia et le mollet.

Une fois les vésicatoires appliqués, on se borne, comme je l'ai dit, à adoucir les symptômes de la maladie. Dans ce but, je fais administrer de la tisane d'orge édulcorée avec du sirop de gomme ou tout autre analogue : s'il existe quelque douleur, soit à la poitrine, soit à l'abdomen, je fais appliquer sur la partie douloureuse des cataplasmes émollients; je recommande une diète sévère; je défends l'usage du vin et de tout autre spiritueux.

Dès que les vésicatoires se font sentir, environ six ou huit heures après leur application, on peut quelquefois juger si leur effet sera salutaire. J'ai vu souvent, alors, l'anxiété se calmer, la toux devenir moins opiniâtre, le mal de tête diminuer; et cette amélioration dans l'état du malade permet de présager que les chances de guérison augmenteront, lorsque le siphon lymphatique sera définitivement établi. On laisse les vésicatoires vingt-quatre heures avant de les lever; le plus souvent ils ont opéré de manière à faire disparaître les symptômes les plus alarmants.

C'est ici qu'il faut toute l'attention du médecin; bien plus, c'est à ce moment qu'il a besoin de toutes ses convictions sur l'efficacité du traitement et sur la théorie qui en est la base. Je vais m'expliquer : les praticiens qui n'adopteraient pas mes idées sur le siphon lymphatique, voyant que les vésicatoires ont beaucoup amélioré la situation du malade, pourraient croire tout l'effet produit; ils se borneraient alors, comme je l'ai vu souvent, à percer les ampoules pour en faire écouler la sérosité, sans enlever l'épiderme, afin d'épargner un peu de douleur au malade.

Je ne saurais trop mettre en garde contre cette pratique; elle est extrêmement dangereuse. D'abord, j'ai vu des symptômes graves, qui s'étaient dissipés, reparaître avec une grande violence après le pansement fait de cette manière, et l'explication en est simple: il se fait, vers les organes intérieurs, un refoulement de la lymphe viciée, dont on a interrompu l'écoulement. Puis, si le premier pansement a été manqué, il est très-difficile et quelquefois impossible de rétablir, par les mêmes canaux, le courant salutaire dans lequel on a mis tout son espoir. Il est vrai qu'on peut appliquer de nouveaux vésicatoires; mais on aura perdu un temps précieux pour la guérison: si on est forcé de le faire néanmoins, il faut les placer, s'il est possible, à côté des premiers, sinon aux cuisses.

Il faudra donc enlever tout l'épiderme détaché, essuyer doucement la plaie, et y appliquer une feuille de choux commun, sur laquelle on aura étendu une légère couche de saindoux. J'ai soin de fixer cette feuille sur une large compresse, afin d'éviter son déplacement.

Les vésicatoires seront pansés deux fois par jour (matin et soir). Le second jour on ajoutera un quart d'onguent épispastique à trois quarts de saindoux, et ce mélange servira au pansement. Du reste, le médecin doit visiter les plaies chaque fois qu'on les panse, et ne point s'en rapporter à la vigilance des garde-malades. L'aspect de ces plaies lui indiquera leur degré d'excitation et devra, par conséquent, le guider pour le mélange à faire du saindoux avec l'onguent épispastique. Bien entendu que la proportion de ce dernier sera diminuée ou augmentée, suivant qu'il y aura plus ou moins d'irritation. On aura soin à chaque fois d'enlever les pellicules qui pourraient se former sur les plaies.

S'il arrivait que ces plaies présentassent quelques eschares, il ne faudrait point s'en effrayer ; ce n'est pas le plus ordinairement un mauvais signe. Dans ce cas, on ferait le pansement avec de l'onguent styrax, et l'on reprendrait l'application du saindoux quand les eschares seraient tombées.

Les pansements seront continués jusqu'à la guérison. On jugera qu'elle sera prochaine, lorsque les symptômes graves auront disparu, que le pouls aura repris son ampleur naturelle, la langue sa netteté et sa fraîcheur, et lorsqu'il y aura des selles solides. D'ailleurs, à cette époque, la nature vient souvent elle-même nous tirer d'incertitude ; j'ai vu alors les plaies des vésicatoires sécher d'elles-mêmes et ne plus rien produire, quoiqu'on les irritât fortement. C'est le meilleur signe de l'épuisement du germe de la maladie (1).

Mettant toute ma confiance dans l'établissement et dans l'entretien du siphon lymphatique, les autres remèdes, comme les boissons délayantes variées et édulcorées avec les sirops béchiques, les cataplasmes émollients, etc., ne sont, à mes yeux, que des auxiliaires dont il faut faire usage, sans leur attribuer plus de valeur qu'ils n'en méritent.

Lorsque la fièvre typhoïde est simple et dégagée de toute complication, ce traitement doit, pour qu'il profite, être complétement exclusif, et cela pendant tout le cours, plus ou moins long, de la maladie. Si donc les symptômes ne diminuent point d'intensité, si même ils semblaient s'aggraver, malgré l'écoulement par les vésicatoires des jambes, il faudra en seconder l'action en mettant

---

(1) Dans mon dernier voyage en Bretagne, je fus obligé de m'arrêter, pour une malade, près d'un bourg entre Dinan et Saint-Malo. On me rapporta que la fièvre typhoïde venait de régner épidémiquement dans ce canton, et qu'un officier de santé guérissait tous ses malades, sans exception, en leur appliquant les vésicatoires aux jambes dès l'origine de la maladie, et en les entretenant jusqu'à la fin; tandis que les docteurs qui suivaient une autre thérapeutique, étaient beaucoup moins heureux. Ces succès, qui m'ont été affirmés par des gens dignes de foi, témoignent en faveur du traitement de M. Desplantes.

B.

deux autres vésicatoires aux cuisses, et on les pansera comme ceux des jambes, sans négliger ceux-ci. Il faut donc s'armer de ses convictions pour ne pas se troubler et pour résister aux exigences de la famille.

En conséquence, lorsque le médecin sera bien convaincu qu'il a à traiter une fièvre typhoïde, il ne devra point se laisser entraîner à une autre médication, quels que soient les symptômes qui surviennent. S'il se manifestait des vomissements de matières bilieuses, il sera peut-être tenté de donner un émétique. Qu'il s'en garde (1); qu'il ordonne plutôt un peu de sirop d'extrait gommeux d'opium, et qu'il fasse appliquer de la moutarde sur l'épigastre, assez de temps seulement pour faire rougir la peau. Il peut se présenter tout à

---

(1) Ce précepte est très-sage. En 1808, une épidémie affreuse de fièvre typhoïde régnait dans les hôpitaux militaires d'Espagne, et notamment à l'hôpital *Barentes* de Burgos, dont je dirigeai le service médical. Sans expérience propre, et sortant de l'école de Pinel, qui conseillait l'émétique au début des fièvres de cette nature, je suivis ce conseil : la plupart de mes malades succombaient en peu de jours. Je n'oublierai jamais, entre autres, deux pauvres soldats du contingent de Hesse-Darmstadt, qui étaient entrés dans mon hôpital pour s'y reposer des fatigues de la route, et laisser guérir des ampoules qu'ils avaient aux pieds. Remis en état de partir, ils me demandèrent à rester, pour faire le service d'infirmiers, aimant mieux cela, disaient-ils, que

coup un tremblement suivi d'une exacerbation, ce qui simulera parfaitement un accès de fièvre; mais qu'on examine le pouls après l'orage, on le trouvera ce qu'il était auparavant, petit et vif. On s'assurera alors qu'il n'y a pas de véritable intermittence, et l'on ne sera plus tenté d'administrer le sulfate de quinine. Dans le cas où le doute serait assez grand pour troubler le médecin, on devrait toujours préférer le quinquina en décoction, ou, si l'on voulait recourir au sulfate de quinine, il faudrait l'administrer en lavement, comme produisant moins d'irritation de cette manière.

Si le dévoiement apparaît, on donnera une tisane faite avec le riz et le pavot blanc. Il ne faut pas s'inquiéter de la constipation; je la redoute beaucoup moins que la diarrhée. Aussi ne crois-je

---

d'aller se faire tuer sur le champ de bataille. Comme ils se rendaient déjà utiles et montraient de l'intelligence, j'accueillis leur demande, avec l'autorisation du commissaire des guerres. Ils ne tardèrent point à être pris de l'épidémie; je leur prescrivis l'émétique, et trois jours après... ils étaient morts! Ces faits m'ouvrirent enfin les yeux; je renonçai au tartre stibié, et le plus grand nombre de mes malades se rétablirent. Je fais cet aveu pour l'acquit de ma conscience, et pour l'instruction de mes confrères. Je désire qu'ils profitent de ces revers de ma jeunesse médicale, comme j'en ai profité moi-même depuis cette époque.

B.

pas les lavements nécessaires. Enfin, on poursuivra les douleurs vagues, soit avec les cataplasmes, soit avec la moutarde, soit avec les calmants à l'intérieur, se laissant conduire par ce principe, qui doit être invariable : PAIX AU DEDANS, GUERRE AU DEHORS.

Lorsque les grands accidents auront cessé, et surtout lorsque le pouls sera devenu moins vif et plus large, lorsque enfin la continuité d'action rétrograde des lymphatiques fera présager une terminaison heureuse, on pourra soutenir les forces avec des panades, des crèmes de riz et des bouillons, ordonnés suivant les règles et la prudence ordinaire ; mais on ne permettra de nourriture solide que lorsqu'il aura paru des selles naturelles et consistantes.

Si la maladie a duré longtemps, il est prudent d'établir, pour quelques mois, un vésicatoire au bras ; on évitera par là bien des rechutes, parce qu'on ne peut jamais acquérir la certitude de l'expulsion complète du germe contagieux.

C'est là tout mon traitement. Il est si simple qu'il faut lui accorder une grande confiance pour se décider à le suivre pendant tant de jours, malgré toutes les résistances et toutes les oppositions qu'on rencontre dans la pratique. Son efficacité n'est cependant pas douteuse. Il pourra échouer quelquefois ; on doit même reconnaître son insuffisance quand la maladie est déjà loin de son invasion ; mais employé plus tôt il réussit le plus souvent, et il est presque infaillible au début.

J'ai dit en commençant que des germes funestes, viciant les constitutions médicales, exercent quelquefois leur influence sur des maladies d'une autre nature que les affections spéciales qu'ils produisent. Cette influence s'observe assez souvent sur les phlegmasies. Il peut donc arriver que le virus typhoïde, ou tout autre semblable, vienne compliquer une inflammation réelle, en la troublant, mais sans lui ôter son caractère essentiel. Plein de cette idée, lorsqu'on voit, au début, une toux vive et suffocante avec rougeur de la face, avec de l'oppression, on peut concevoir quelque doute sur la nature de la maladie qu'on a à traiter. On ordonne alors une saignée, que j'appelle explorative, et qui ne doit pas être de plus de 120 à 150 grammes (4 à 5 onces). Si le sang est inflammatoire, surtout si la saignée soulage, on peut continuer l'usage des antiphlogistiques, sans négliger toutefois le germe qui fait complication. Mais si le sang ne fournit aucun indice d'inflammation, si son émission ne procure aucun soulagement, on peut, dès ce moment, rester convaincu que les symptômes sont trompeurs, et l'on doit suivre le traitement indiqué, abandonnant tout à fait l'usage des émissions sanguines, qui seraient dangereuses, par la raison que, frappant à côté du mal, elles n'auraient pour effet que d'affaiblir le malade.

Il pourrait encore arriver, dans une semblable complication, que les vésicatoires ayant dégagé le système lymphatique, et fait cesser les symptômes de malignité, le génie inflammatoire, qui était opprimé par le génie typhoïde, se relevât, se fît sensiblement reconnaître, et commandât une autre médication. Eh bien! dans ce cas même, les vésicatoires continueraient à être utiles, en rejetant les produits de l'inflammation, comme on le voit souvent à la fin des phlegmasies imparfaitement combattues par les antiphlogistiques.

Il en serait de même d'une fièvre intermittente qui interviendrait, ou qui aurait été masquée. Dans ce cas, les vésicatoires ne pourraient être que d'un grand secours, car il m'est arrivé plus d'une fois de guérir des fièvres intermittentes, surtout chez les enfants en bas âge, par la seule application des vésicatoires aux jambes, entretenus quelque temps.

On voit, d'après cela, que ce traitement pare à tous les événements, et qu'il ne contrarie en rien les autres médications qui peuvent être impérieusement commandées par les circonstances. Je l'ai employé avec une égale efficacité contre la grippe, maladie longtemps méconnue et trop souvent négligée.

Cette maladie n'attaquant pas, le plus souvent, avec assez de violence pour inspirer de l'effroi, on la prenait pour une affection catarrhale plus ou moins intense, et l'on ne pensait pas à purifier le corps par l'expulsion du germe qui en était la seule cause. Aussi laissait-elle chez les personnes qui en étaient atteintes des traces difficiles à détruire. On a vu de ces malades traîner longtemps une convalescence pénible, et conserver une toux opiniâtre qui, d'abord secondaire et symptomatique, devenait la cause d'une irritation consécutive, profonde, des organes de la respiration. C'est à cette cause qu'il faut attribuer les infiltrations, les indurations, les érosions des poumons que l'on remarque chez tant de sujets, et qui sont telles que si un simple rhume se déclare, il devient tout à coup une maladie mortelle, et cela parce que les organes profondément altérés ne peuvent plus suffire à la réaction.

L'application des tuiles chaudes au début, et principalement l'écoulement de la lymphe viciée par le moyen des vésicatoires, produisaient, dans cette affection, un soulagement réel. J'ai vu ces moyens détruire promptement des toux suffocantes et de violents maux de gorge.

Je me rappelle avoir traité une jeune dame forte et d'un tempérament sanguin, qui fut atteinte de la grippe d'une manière assez vive. Quand je la vis, elle était au second jour de l'invasion, et quoiqu'un grand nombre de symptômes annonçassent la prédominance du génie inflammatoire, l'état du pouls et l'anxiété de la malade me rappelèrent à l'idée du génie morbide. Je la soumis donc à mon traitement. Dès le lendemain elle était mieux ; le sixième jour elle entrait en convalescence ; l'écoulement des vésicatoires dura jusqu'au huitième. Puis elle fut rendue à ses occupations ; et ce qu'il y a de plus remarquable, c'est que cette dame n'eut aucune rechute, et qu'elle ne conserva pas le plus léger ressentiment de l'irritation de poitrine.

Ces faits constants, et que je vois se répéter chaque jour, m'ont donné la plus grande confiance dans les sueurs dépuratives et dans le siphon lymphatique, toutes les fois qu'il s'agit de désinfecter le corps humain d'un virus que je suppose être la cause de la maladie.

Ces moyens sont-ils les seuls efficaces ? je le croirai, jusqu'à ce que la Providence nous ait fait connaître, pour neutraliser les divers virus, des spécifiques qui probablement existent dans la nature.

Il est pourtant une classe de remèdes qu'on a beaucoup préconisés, qui agissent à peu près dans le même sens que ceux dont je fais usage, et sur lesquels je dois donner mon opinion : je veux parler des purgatifs.

Ces remèdes, ayant pour effet d'imprimer le mouvement rétrograde aux absorbants des intestins, devraient produire l'expulsion d'une partie de la lymphe viciée qui existe dans les glandes du mésentère, et sous ce rapport leur action pourrait être avantageuse. Je crois même que l'administration des purgatifs a dû quelquefois être suivie de succès, surtout quand l'infection est légère; mais ils ont plusieurs grands inconvénients que je dois signaler.

D'abord, ils n'agissent que par secousses, et il y aurait, à cause de cela, de l'imprudence à les administrer fréquemment; ce qui serait cependant indispensable pour épuiser le germe de la maladie. Le siphon lymphatique agit, au contraire, d'une manière douce et continuelle. Puis ils portent leur action sur une membrane irritée, et souvent ulcérée, comme le démontre l'ouverture des cadavres. On peut donc craindre que cette action, répétée coup sur coup, n'aggrave ces lésions organiques (1). Ils peuvent enfin occasionner la diar-

(1) Il est à ma connaissance que l'usage réitéré des purgatifs a été suivi de la perforation des parois intestinales. Comme ce redoutable accident est survenu aussi chez des malades qui n'avaient point usé de ces médicaments, on ne peut les accuser de l'avoir provoqué dans les autres cas; mais le raisonnement autorise à penser qu'ils peuvent contribuer à le produire. Un autre inconvénient des purgatifs, c'est que, donnés pendant la convalescence de la fièvre typhoïde, ils occasionnent souvent des rechutes, dont quelques-unes deviennent mortelles, ainsi que je l'ai vu plus d'une fois. B.

rhée, événement toujours fâcheux, parce qu'il interdit la seule voie qui reste à l'art pour introduire dans la circulation les délayants et les fortifiants, qui sont absolument nécessaires. Il n'en est pas de même des applications sur la peau : toujours inoffensives, elles peuvent être continuées indéfiniment et sans danger.

Il m'importe peu, du reste, qu'on trouve dans mon traitement quelques ressemblances avec d'autres méthodes curatives. J'avouerai même que les moyens que je propose sont d'un usage journalier dans la pratique médicale; mais ont-ils jamais été employés dans la même vue, avec cet ensemble, cette persévérance qui en assurent le succès?

J'aurais pu orner ce mémoire et appuyer mes observations par des citations prises dans les auteurs anciens et modernes. C'est presque un usage de rigueur, et l'on me reprochera peut-être de l'avoir négligé. Il m'aurait été facile de le faire, mais cela n'eût rien prouvé pour le mérite de mon ouvrage; car, lors même que mes idées seraient fausses et absurdes, je n'aurais pas manqué de trouver des armes pour les défendre, sinon dans le nouvel arsenal, du moins dans le vieux bagage de la médecine.

Devais-je aussi entreprendre de discuter toutes les méthodes curatives qui se partagent la confiance des praticiens? Ce n'était pas mon projet.

J'ai toujours remarqué, d'ailleurs, que ces controverses, plus ou moins entachées de partialité, loin d'éclairer la question, ne font souvent que l'obscurcir, et qu'elles ont pour résultat le plus ordinaire de conduire au scepticisme le plus désolant.

S'il existe dans la science une méthode sûre, invariable, constante, pour combattre la fièvre typhoïde, qu'on rejette le traitement que je propose, et que l'on mette au néant mes observations et mes idées. Mais si, après avoir fait l'essai des émétiques, des purgatifs, des opiacés, des antiphlogistiques, des toniques, etc., on en est encore à apprécier le mérite de chacun de ces remèdes; si des médecins consciencieux, après avoir expérimenté toutes ces méthodes, en sont arrivés au point de conseiller l'expectation presque absolue, c'est-à-dire sont obligés de reconnaître que l'art ne peut rien, et qu'il faut s'abandonner, les yeux fermés, aux soins de la nature : oh! alors, qu'on accueille mon traitement, qu'on l'examine et qu'on le mette à l'épreuve. Car, quoiqu'il fonde ses succès sur le travail de la nature, il a pourtant le mérite scientifique de lui offrir des moyens efficaces pour la soulager, et une voie sûre par laquelle elle peut diriger ses efforts salutaires.

Paris. — Imprimerie et Fonderie de Rignoux, rue Monsieur-le-Prince, 29 *bis*.

www.ingramcontent.com/pod-product-compliance
Ingram Content Group UK Ltd.
Pitfield, Milton Keynes, MK11 3LW, UK
UKHW022137190726
13855UKWH00003B/1201

9 782012 874732